AF611904

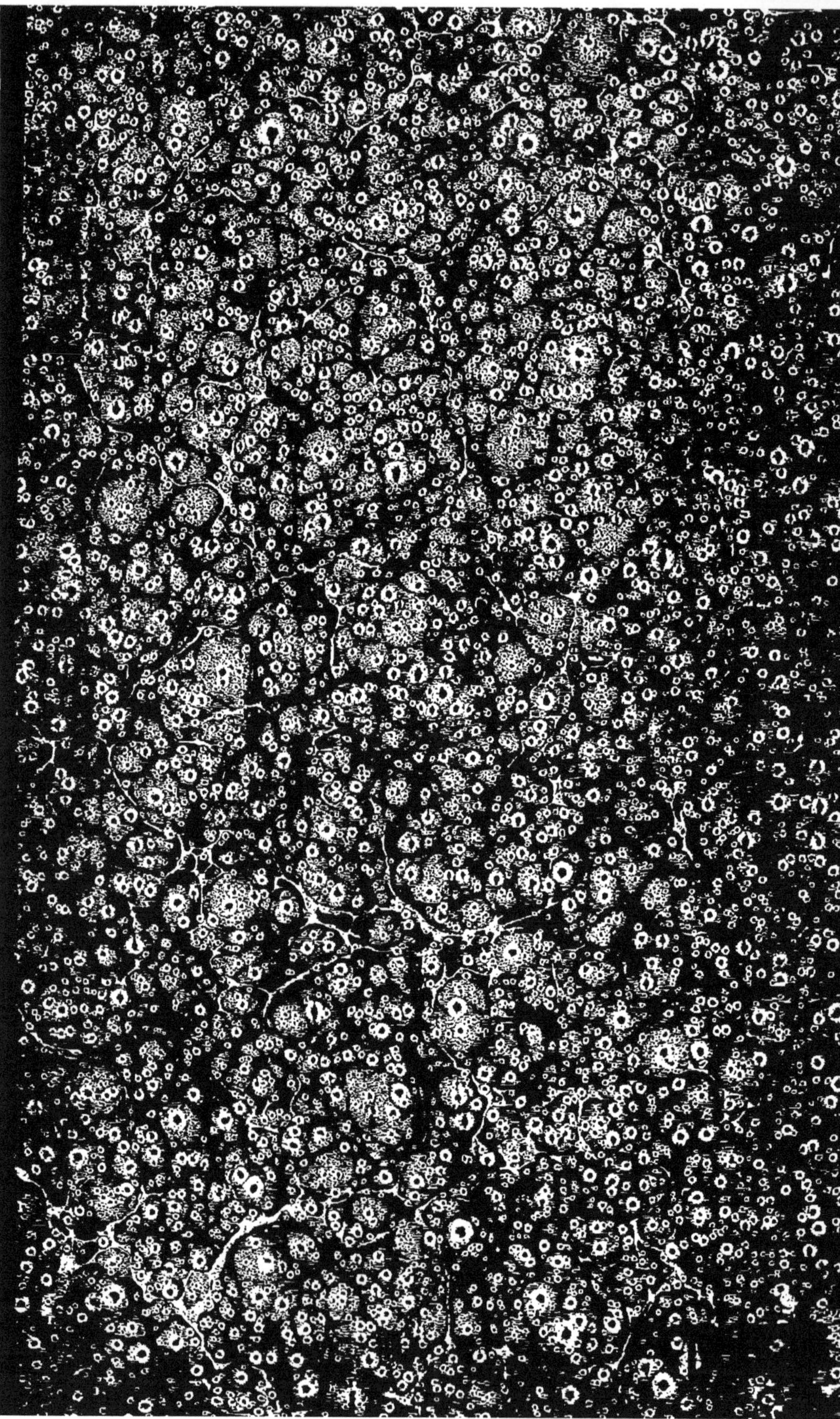

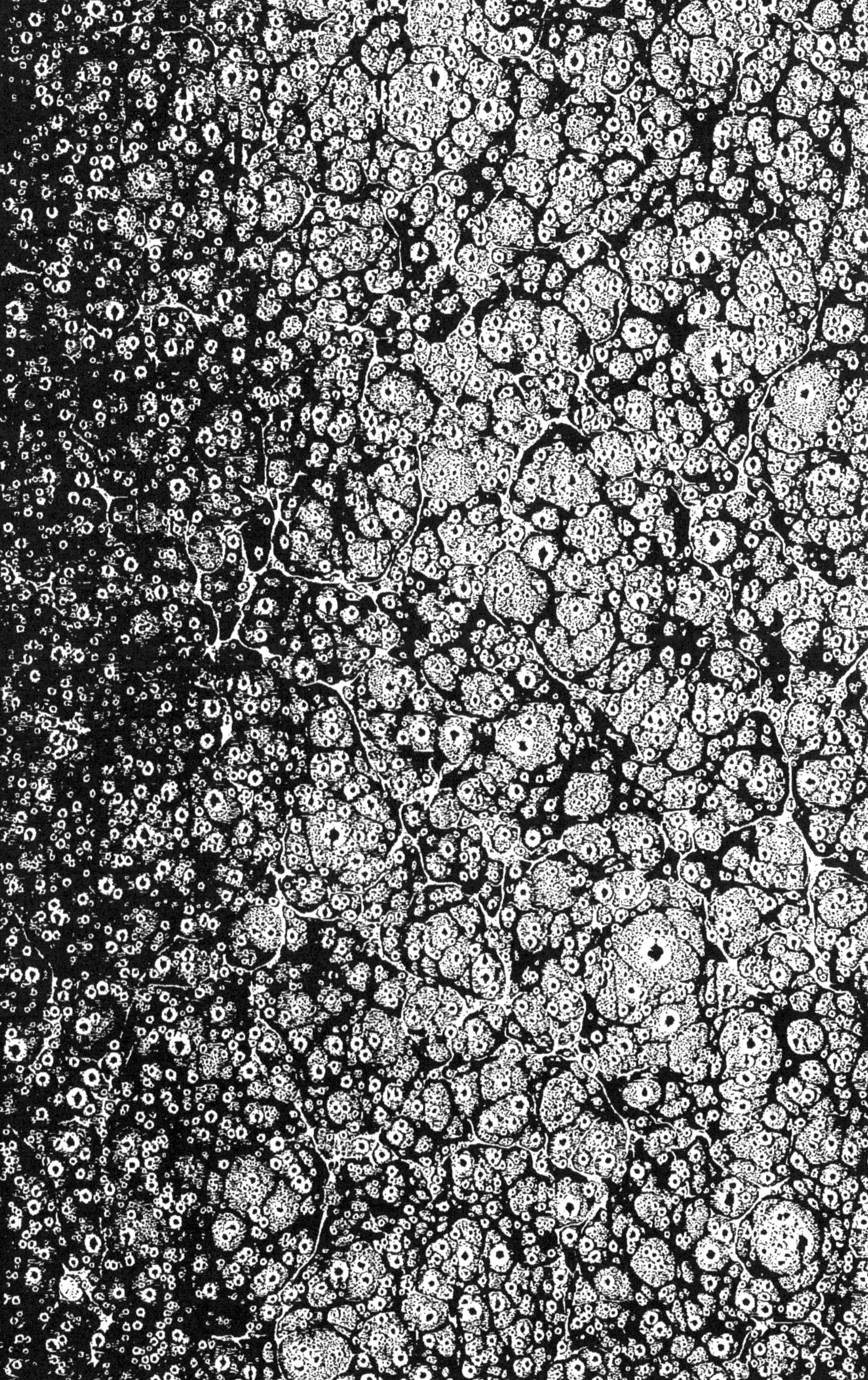

RAPPORT

FAIT AU CONSEIL SUPÉRIEUR DE SANTÉ

SUR LA FIÈVRE JAUNE

QUI A RÉGNÉ

AU PORT DU PASSAGE,

EN 1823;

PAR VICTOR BALLY,

L'UN DES MEMBRES DU CONSEIL.

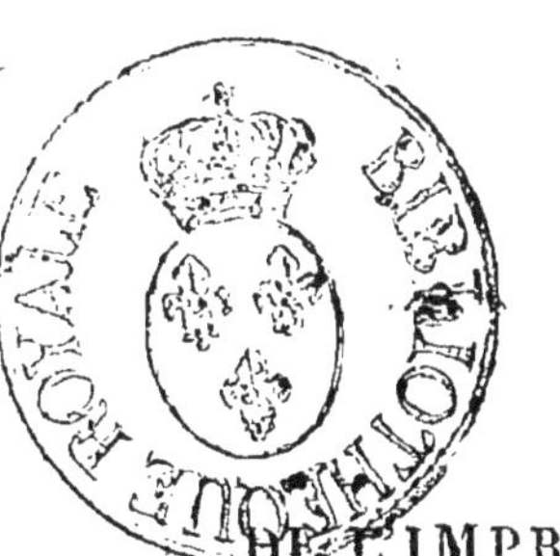

A PARIS,

DE L'IMPRIMERIE DE FIRMIN DIDOT,

IMPRIMEUR DU ROI, RUE JACOB, N° 24.

1824.

RAPPORT

SUR L'ÉPIDÉMIE

DU PORT DU PASSAGE

EN 1823.

En faisant, au Conseil supérieur de Santé, un rapport sur la maladie qui a régné au Passage dans l'année 1823, j'ai pensé que le Conseil n'attendait pas de moi un travail académique et purement médical. Il m'a semblé plus convenable, plus conforme aux principes de notre institution, de considérer ce fléau pestilentiel sous le point de vue administratif et sous celui de la législation sanitaire, sans négliger toutefois les considérations historiques et médicales les plus importantes.

Ainsi, bien que j'aie fait connaître la maladie dans ce qu'elle a présenté de plus positif, étudiée dans son histoire, dans sa marche, dans ses causes et dans ses signes, j'ai cependant négligé une foule de détails que vous auriez regardés au moins comme superflus. Loin donc de composer un mémoire didactique, j'ai entremêlé mon récit de réflexions que les circonstances me suggéraient, soit pour rechercher les moyens de perfectionner les réglements, soit pour garantir nos frontières et nos armées.

Historique.—Pendant les mois d'août et de septembre 1823, la fièvre jaune pénétra dans le Port du Passage, petite ville de l'Espagne. *Elle y fut importée* par le brick *le Donostiara*, seul bâtiment venu récemment des Antilles. *C'est pour la première fois qu'un fait de cette nature est resté sans contradiction et sans contradicteur.*

Le port du Passage est situé sur l'Océan, dans le golfe de Gascogne, à l'occident de l'Espagne. Sa distance d'Andaye, première ville de France, est à vol d'oiseau de 2500 toises. Mais, pour y arriver, la route fait un détour, à cause de la courbure de la baie, et alors la distance à parcourir est de trois lieues et demie. On ne compte que sept lieues du Passage à Bayonne. Son élévation vers le nord est de 43° 21′, et sa position à l'ouest du méridien de Paris de 3° 35′. La latitude de Barcelonne, vers la côte opposée de l'Espagne sur la Méditerranée, est par conséquent de deux degrés de moins. Je signale à dessein cette différence dans les latitudes, le Conseil n'ignorant pas de quelle importance il peut être de bien les préciser dans une affection que l'Europe ne reçut jamais que de l'Amérique, et qui n'a pas encore atteint certaines latitudes, comme par exemple 46°.

Esquisse de la topographie.— Des motifs que le Conseil appréciera m'obligent à esquisser une description succincte de la topographie du Passage. Cette petite ville est séparée de la mer par une montagne assez élevée; mais cette montagne est elle-même coupée par un canal ou goulet fort étroit, lequel ne peut permettre que l'entrée d'un seul vaisseau. Ce goulet, qui a une demi-lieue de long, s'évase ensuite et se perd dans la vaste étendue d'une rade fort sûre, dont le plus grand diamètre est d'une lieue et demie, et le plus petit d'une lieue. Ce port, avant que Cadix eût tout envahi, était l'entrepôt de la compagnie de Caraque ; aujourd'hui il est, malgré les grands avantages qu'il possède, presque totalement abandonné. Je l'ai visité en 1801; et les notes que j'avais prises sur les lieux, et que je conserve encore, m'apprennent, ce que d'autres renseignements confirment, qu'il n'est sous l'influence d'aucune cause locale de maladie endémique ni épidémique.

La ville se divise en deux parties, l'une à droite en entrant dans le port, et l'autre à gauche: la première, du côté de l'Espagne, est désignée sous le nom de *Paroisse Saint-Pierre ;* la seconde, du côté de la France, sous celui de *Paroisse Saint-Jean.* Celle-ci est la plus importante, et ce fut aussi celle où régna la fièvre jaune; l'autre dut à un bonheur inoui, à son éloignement du brick, et à quelques précautions prises à temps, l'inestimable avantage d'être préservée de la contagion.

Le quartier Saint-Jean se compose de 125 maisons à arcades comme celles de Bayonne; elles forment une rue, dans un développement de 200 toises, plus étroite au centre qu'aux extrémités. Sur une population habituelle de 1300 ames dans la totalité de la ville, la paroisse Saint-Jean en renferme 800, et celle de Saint-Pierre 500 dans 85 maisons. Les fugitifs de Saint-Sébastien avaient élevé ce nombre de 1300 à 3000, et il n'était plus que de 1900 lors de la levée du cordon. La terreur que produisit le nom de fièvre jaune, lorsqu'il fut prononcé dans la ville, causa cette prompte et sensible diminution; mais cette terreur fut salutaire, puisqu'elle contribua à disperser la population, à la rendre moins pressée, et à donner par conséquent moins de prise. On peut mettre aussi en ligne de compte, comme ayant concouru à diminuer ce nombre, les personnes qui subirent une quarantaine, et celles que la mort avait enlevées.

La disposition des maisons est telle, que, des deux côtés de la rade, elles sont placées sur deux files, dont l'une avoisine la montagne, et l'autre est baignée par la mer. L'eau qu'on y boit est excellente. Nulle part dans les environs il n'y a de marais ni d'eau stagnante; le rivage de la rade ne conserve aucun de ces débris dont le séjour et la putréfaction peuvent devenir dangereux, puisque les marées le baignent et le lavent sans cesse.

Bien que la maladie se soit peu étendue dans les communes environnantes, il ne sera pas inutile d'indiquer la situation de celles qui sont sur la rade; ainsi, à la droite et au nord-ouest, se voit d'abord la paroisse de Saint-Pierre; puis, en allant de l'ouest au sud, on trouve la Herrera; ensuite Alza, Anchò et Molino tout-à-fait au sud. De là, en parcourant toujours les bords de la rade, se voient Reinteria et Lezo à l'est, enfin le quartier Saint-Jean au nord. C'est de l'est à l'ouest, c'est-à-dire de Lezo à la Herrera, que se trouve le plus grand diamètre. Tous les médecins qui ont fourni des notes sur la topographie du Passage se plaisent à décrire les collines riantes qui environnent la rade, lesquelles sont couvertes de pommiers, de chênes et de châtaigniers, etc.

Je termine ici cet aperçu rapide sur la topographie de la contrée que la fièvre jaune a tout récemment affligée; on a déja pressenti qu'une telle position n'est point favorable au développement spontané des épidémies. En effet, l'histoire médicale du pays apprend que les maladies attribuées dans d'autres contrées à des causes locales sont entièrement inconnues au Passage. Le docteur Arruti, médecin espagnol d'un mérite distingué, dont l'expérience et le savoir doivent inspirer la plus haute confiance, a exercé pendant douze ans sa profession dans cette commune avant de fixer son domicile à Saint-Sébastien : il déclare que jamais on n'a pu saisir la moindre trace de causes propres à entretenir ou à favoriser les endémies. Les seules maladies de cette contrée sont, comme la plupart de celles du midi de l'Europe, des fièvres catarrhales en hiver et au printemps, des fièvres bilieuses peu graves en été et en automne. Aussi la ville du Passage est considérée à bon droit comme le lieu le plus sain de toute cette côte. Les partisans même de l'infection, MM. Arruti, Jourdain et autres, se plaisent à combattre toute idée qui tendrait à attribuer l'origine de la fièvre jaune aux exhalaisons du sol, et cette attention atteste leur candeur et leur bonne foi.

Aucun monument, aucun écrit ne démontre *positivement* que la peste occidentale ait été introduite au Passage avant 1823. Toutefois la tradition apprend, et il est juste d'en tenir compte, qu'en 1780 un navire français étant arrivé de la Guadeloupe, on débarqua chez un boulanger un officier qui y mourut après six jours d'accidents formidables; aussitôt la contagion s'empara de la malheureuse famille qui l'avait recueilli; elle pénétra ensuite dans les autres habitations, et fit essuyer pendant trois mois de très-grandes pertes. Elle enlevait jusqu'à cinq ou six personnes par jour, dans une ville où les décès ne sont annuellement que de douze à quinze, terme moyen.

En 1791, une catastrophe à peu près semblable affligea le Port du Passage ; et pour cette fois encore, remarquez bien ceci, le fléau manifesta sa présence peu après l'entrée d'un navire venant de Saint-Domingue.

D'autres circonstances produisirent d'autres maux, mais des maux d'une nature différente. Ainsi, en 1808 et 1809, en 1813 et 1814, le fléau de la guerre ayant réuni dans cette petite ville les divisions françaises à la première époque, anglaises à la seconde, les maisons et les hôpitaux furent encombrés par ce surcroît de population. Ici il ne s'éleva pas de soupçons sur le typhus d'Amérique : ce fut le typhus d'Europe qui dévora un grand nombre de victimes dans les hôpitaux. Veuillez observer que, bien qu'un grand nombre de circonstances invoquées par les partisans de l'infection, adversaires de l'importation, fussent accumulées ici, et je compte, parmi ces circonstances, la malpropreté, l'encombrement des effets, l'agglomération des individus, il n'y eut cependant ni apparence de fièvre jaune, ni aucune maladie générale parmi les habitants ; preuve nouvelle que, sans un germe étranger, les causes locales d'infection sont insuffisantes pour donner le typhus d'Amérique. Ainsi vous voyez que dans toutes les contrées, sous tous les climats, les faits les plus nets, les plus vrais, les plus positifs, ceux aussi que la passion ne dénature pas ou ne peut dénaturer, démontrent clairement l'importation de la fièvre jaune, et justifient l'Europe de l'imputation que le sol de cette partie du monde soit susceptible de la produire.

Après avoir scruté ce que l'expérience des temps antérieurs nous enseigne, nous arrivons à l'époque qui doit nous occuper spécialement, celle de 1823.

Suite de l'historique. — Le *Donostiara*, qui, quatre années auparavant, avait servi à la traite des nègres, partit de la Havane au commencement de juin, avec vingt-six hommes à bord. Après dix ou douze jours de traversée, un des matelots décéda, et cet accident fut attribué, au moins ostensiblement, à des causes plus ou moins absurdes : on disait, par exemple, que c'était pour avoir mangé une trop grande quantité d'ananas : soit conviction, soit supercherie, le capitaine ne fit pas d'autre déclaration. Nous nous plaisons à croire que l'intendance de Marseille n'aurait pas été dupe de cette fourberie ; elle sait trop, et chaque épisode déplorable arrivée en Europe le lui confirme sans cesse, que les capitaines des navires, les hommes des équipages, et les passagers, déploient une grande fertilité d'inventions pour se soustraire au joug de la quarantaine.

Il n'échappera pas au Conseil que toutes les inoculations du typhus d'Amérique en Europe ont été précédées d'événements semblables, et favorisées par des jongleries analogues ; et comme le Conseil saisit toutes les occasions qui lui sont offertes, tous les traits de lumière qui lui arrivent pour garantir et protéger la santé publique, il ne négligera pas cette circonstance pour recommander aux intendances et aux commissions sanitaires de se mettre sans cesse en garde contre tous les genres de stratagème. Mais je reviens à mon objet principal.

Après trente-cinq jours d'une rapide traversée, le

Donostiara entra à la Corogne, où la Junte ordonna une quarantaine insignifiante de dix jours; elle ne se donna pas la peine d'ouvrir les écoutilles, de faire séréner ou aérer les marchandises sur le pont, ni d'employer les moyens les plus simples pour purifier le bâtiment. Incurie d'autant plus blâmable qu'elle est fort commune en Espagne. On n'ignore pas qu'elle y a été constamment la source des nombreuses calamités qui, depuis vingt-quatre ans, ont couvert de deuil la péninsule, et qu'on lui doit encore la maladie de la ville du Passage, où l'on admit le brick avec cette confiance qu'inspire une quarantaine déja faite. On a publié, depuis, que le capitaine était porteur de fausses lettres de santé.

Sorti de la Corogne, ce navire fut contraint de faire à Saint-Ander une relâche de six jours; puis il entra définitivement au Passage le 3 du mois d'août, à sept heures du matin, et vint jeter l'ancre en face et tout près de la place de la Pitié. Sa cargaison, qui se composait de sucre, de café, de cire, d'un baril de miel et d'une petite caisse de confiture, fut enlevée et emmagasinée sans la moindre précaution. Il est juste de faire observer qu'aucune de ces marchandises n'a été classée dans le rang des objets contumaces; mais on ne peut s'empêcher de croire qu'elles étaient contenues dans des enveloppes dont certaines pouvaient s'imprégner d'émanations dangereuses. D'ailleurs l'équipage fut presque sur-le-champ congédié, dispersé avec des effets, que le peu de propreté et le long séjour dans un bâtiment long-temps fermé devaient rendre suspects. Ce n'est même que par une espèce de prodige que la ville de Bayonne a échappé au danger; car plusieurs des matelots vinrent s'y réfugier pour prendre de nouvelles destinations, et la plupart s'y embarquèrent sur un bâtiment qui portait des munitions à la flotte devant Cadix.

Dans la nuit du 15 au 16 août, un douanier nommé Aly, qui avait séjourné quelque temps sur ce navire, tomba malade, et mourut le 17, à sept heures et demie du matin, après trente heures d'accidents, notamment avec le vomissement noir. On a cru et on a répété que ce garde, ayant à exercer des fonctions de surveillance, avait dû visiter le navire dans tous ses points; qu'ainsi plongé dans les foyers de l'infection, il y avait puisé les germes de la fièvre jaune. Malgré cet événement du 17, qui, par une fatalité aussi singulière qu'inexplicable, ne réveilla l'attention et la sollicitude de personne, on mit, le 19 août, douze charpentiers à bord du *Donostiara;* ils devaient faire des réparations et procéder au carénage, et on ne se donna pas la peine de faire éloigner le bâtiment d'une rive où il touchait presque les maisons. Du 19 au 20, le flanc du navire fut ouvert du côté du quartier Saint-Jean, en face de la place de la Pitié. Telle fut l'activité de la contagion que dix de ces douze charpentiers furent incessamment saisis par la fièvre jaune, et que six d'entre eux succombèrent avec une inconcevable promptitude, ainsi qu'un chocolatier, Manuel Mendia, qui avait de fréquentes relations avec ces ouvriers. Ce malheureux se sentit indisposé le 24, et il expira le 26. Narcisso d'Atugaray, atteint le lendemain du jour où l'on commença les travaux, c'est-à-dire le 20 août, décéda le 22; Angel de Aguirre et Juan Francisco de Alberdi, frappés le 25 par la contagion, moururent le 29; Juan Francisco Arriola, alité le 26, expira le 30, après quatre jours d'invasion;

Miguel Aristizabal et Ramon Ayarbe, atteints également le 26, éprouvèrent le même sort le 31.

Presque en même temps deux sœurs batelières, Manuela Antonia et Josepha Joaquina Gorostiaga, grossirent le nombre des victimes. Saisies par le mal l'une et l'autre le 23, la première expira le 25, et la seconde le 26. Elles étaient connues pour avoir des relations fréquentes, soit avec les hommes préposés à la garde du navire, soit avec les ouvriers; et elles n'habitaient pas loin du brick en réparation. On ajoutait que ces batelières avaient passé maintes fois des individus qui de la ville allaient à bord, ou qui du navire retournaient à la ville.

A mesure que le fléau décimait les charpentiers, d'autres étaient appelés pour continuer les réparations. Le fait devint même si notoire, que le consignataire du brick, M. Queheille Uriggilia, se vit contraint de doubler le prix de la journée; tant était grande la terreur parmi les ouvriers. L'un d'eux, José Illallaramendi, s'enfuit après y avoir travaillé pendant trois jours, frappé du danger qui menaçait ceux qui se plongeaient dans l'atmosphère empoisonnée. Déja le maître charpentier Pedro Mutiozabal, atteint de l'effroi général, était allé consulter le docteur Arruti, à qui il avait témoigné toutes ses inquiétudes.

Pendant que ces événements se passaient, la fièvre jaune pénétrait dans la ville. Outre le douanier Aly, les deux sœurs Gorostiaga et le chocolatier, le mal avait saisi Pantaleon Goiria le 23 août, dona Francisca Balli le 26, Marcela Berra, couturière, le 28, dona Pascuala Cespon le 29. Celle-ci fut la dernière du mois d'août, pendant lequel je place le premier épisode de l'importation. Le second commença le 1er septembre par Maria Domingo Zapiain, batelier. Pascuala Cespon avait donné ses soins aux deux sœurs batelières, dont l'une était sa mère.

Tel est, en quelques mots, l'historique de l'invasion de la fièvre jaune au Passage; cette première époque comprend seize jours, depuis la chute d'Aly, arrivée le 15 août, jusqu'au 31 du même mois.

Seconde époque, à dater du 1er de septembre. — J'aurais pu poursuivre cet examen historique et y ajouter des faits plus circonstanciés, mais j'ai cru devoir les abréger et passer sous silence les phénomènes particuliers, me réservant de grouper ensuite les symptômes, afin de donner une idée de la nature du mal. Il doit suffire maintenant au Conseil de savoir que le typhus d'Amérique, une fois introduit dans le quartier Saint-Jean, s'y comporta comme dans les circonstances analogues. Ceux qui avaient communiqué avec le navire, ou avec les malades; ceux qui habitaient la place de la Piedad, tout près du brick, dépositaire des germes de la mort, furent les premiers atteints, et servirent de fil conducteur au fléau pestilentiel. Il est remarquable que la plupart des fièvres jaunes ont eu lieu dans trente-quatre maisons entre les nos 37 et 80; celles qui, par le voisinage, permettaient aux habitants les plus nombreux rapports, tant avec les hommes de l'intérieur du navire qu'avec ceux qui étaient déja malades pour l'avoir habité. Les ravages se firent sentir principalement dans une circonscription qui aurait pu contenir 300 ames.

Ici se reproduit encore cette scène si affligeante pour l'humanité, si scandaleuse pour les hommes de l'art; je veux parler des dissensions qui les divisent sur des questions qu'une immense collection de faits accumulés chaque jour a éclaircies depuis si long-temps. Dans toutes les épidémies pestilentielles on les voit renaître. Quelques hommes ne redoutent point de faire peser sur leur conscience une responsabilité d'autant plus redoutable, que cette obstination pouvant être la cause de l'incendie pestilentiel, expose à de longs remords. A Montpellier en 1629, à Marseille en 1720, à Barcelonne en 1821, au Passage en 1823, partout on a trouvé des hommes qui, par ignorance ou par entêtement, se sont fait un devoir de paralyser les mesures des administrations, et sont ainsi devenus les fléaux de leur patrie. Toutefois on ne pourrait accuser l'opposition, pendant l'épidémie du Passage, que d'un peu trop de confiance; car il serait injuste de supposer de mauvais sentiments au docteur Zubeldia, vieillard vénérable, à qui une longue expérience avait mérité la confiance du public. Cependant il lutta les premiers jours avec ténacité contre le docteur Arruti, qui, voyant dans une maladie, dont le cours était rapide, des symptômes qui ne s'étaient jamais présentés à lui dans celles des contrées occidentales de l'Espagne, et s'apercevant d'ailleurs que la source réelle en était dans un navire venu de la Havane, prononça hautement que cette fièvre était une production exotique. D'une autre part, le docteur Zubeldia ne manquait pas d'opposer des raisons qu'il disait puissantes, et considérant d'une manière absolue la contagion et l'infection, il ne pouvait voir une maladie étrangère là où tous ceux qui avaient touché les enveloppes infectées des marchandises n'étaient pas victimes du mal. Il répétait donc, dans son fatal aveuglement, cette foule de lieux communs et de preuves négatives que reproduisent depuis long-temps et de mille manières les partisans de l'infection, attribuée à des causes locales. Mais bientôt ce même médecin, qui niait la présence d'une maladie, étrangère au sol, convaincu par l'évidence, repentant de son erreur, sonna l'alarme chez ses amis qu'il engagea à fuir, et jugea prudent de se soustraire au danger qui le menaçait. Il partit avec son fils; mais il s'éloigna trop tard, car son fils portait déja dans son sein le poison qu'à son tour il communiqua à son père : tous deux ils payèrent de leur mort une trop longue résistance à une vérité que la lumière éclairait de toutes parts.

A la suite de cet événement se place naturellement une opposition d'une autre nature, par laquelle on chercha à couvrir la vérité d'un voile épais. M. Urdargaria, chirurgien d'Alza, soutint constamment que les fièvres jaunes qui enlevèrent quelques personnes dans sa campagne n'étaient que des maladies ordinaires du pays. Sur ce point il en imposait à la Junte de Mira Cruz, dont il était membre, il en imposait même à sa conscience. Mais lorsque le danger fut passé, lorsqu'il n'était plus question de mesures sanitaires, le pays étant déclaré libre, il découvrit tout le mystère dont il s'était enveloppé. Il écrivit à MM. Arruti et Jourdain une lettre où il convint, soit par pudeur, soit par l'effet d'un noble repentir, que Juan Francisco, agriculteur d'Ostaverde, Sebastien Olasagasti et sa femme, avaient été atteints de la fièvre jaune, ainsi qu'un charpentier d'une quarantaine d'années, et le docteur Zubeldia, qui tous avaient été vus ou soignés par lui; il exposa même les symptômes les plus saillants qu'il avait remarqués. Ce fut à peu près vers cette époque qu'on vit périr la femme Celaraïn et sa servante, lesquelles furent ensevelies mystérieusement la nuit dans un jardin.

Au milieu de ces déplorables conflits d'opinion, de ces incertitudes, on ne songeait même pas à éclaircir les faits. Les autorités locales, endormies depuis la mort d'Aly, arrivée le 17 août, sortirent enfin de cette inexplicable léthargie le 8 septembre, vingt-deux jours après la manifestation de la maladie, et lorsque de nombreux accidents eurent imprimé une terreur universelle. Ce laps de temps écoulé, les précautions auraient été illusoires dans des cités aussi populeuses que Cadix, Barcelone, Malaga, Séville ou Carthagène; mais elles pouvaient avoir encore, et elles eurent, en effet, d'heureux résultats dans une bourgade si facile à isoler, où l'on pouvait faire effectuer l'émigration et ordonner le campement.

D'une autre part, les officiers généraux de l'armée française, avertis par la clameur publique, messagère des dangers, inquiets sur le sort de nos légions, et notamment du camp sous Saint-Sébastien, si voisin du Passage, voulurent approfondir la vérité. Ils députèrent sur-le-champ au Passage le chirurgien-major du 41e régiment, M. Samsom Ouin, homme instruit et dévoué. Son opinion, ajoutant bientôt à la force de l'opinion du docteur Arruti, détermina M. le lieutenant-général Ricard à convoquer une réunion sur le théâtre même de l'épidémie, réunion à laquelle devait se joindre M. Potau, chirurgien-major du 13e léger. Cette assemblée, qui eut lieu dans la nuit du 10 septembre, et dont faisait partie le docteur Zubeldia, *déclara à l'unanimité que la maladie dominante était la fièvre jaune, qu'elle était importée par le Donostiara.* Déja, depuis les accidents que j'ai signalés précédemment, Miguel Juan Chorena, malade du 2 septembre, était décédé le 4, et Antonio Campion le 7. En même temps plusieurs invasions avaient été connues : telles furent celles de José Antonio Graola, le 2; de dona Dorotea Salaveria, du même jour, ainsi que de Engracia Equilegor. D. Francisco Campion, Ana Josefa Ynda, Teresa Antonia Elosegui étaient tombés le 3; Catalina Losto, Manuel Lisola, Santos Basternica, le 4; Maria Juana Saiz, Juan Miguel Yturbe, Ana Josepha Tapia, le 5; José Xavier Artola, Pedro Caslet, le 7; les 8 et 9, il y eut chaque jour six invasions, parmi lesquelles on compta plusieurs victimes, telles que le négociant Lassa et son commis, ainsi que dona Barbara Echeverria et dona Theresa Salaverria.

Déja la maladie semblait pénétrer dans toutes les maisons; celle de Busquet avait eu huit de ses habitants alités, dont plusieurs étaient morts depuis le 1er septembre. L'épouse de M. Lassa, saisie le 8, décéda deux jours après la tenue de la Junte. Sans doute elle n'avait pas, ainsi que beaucoup d'autres, parcouru le bâtiment infecté; rien ne serait plus absurde que de soutenir une semblable opinion; mais il est probable qu'elle reçut la contagion en prodiguant des soins à son époux.

Ce fut après la délibération du 10, et avant que le cordon pût être formé, que plus de mille habitants des deux paroisses, frappés de terreur, se dispersèrent. Dans cette assemblée, MM. Potau, Ouin et le docteur espagnol Arruti proposèrent des mesures de salubrité publique, et il fut résolu :

1° De prohiber la vente des effets susceptibles de recéler le venin pestilentiel;

2° D'éloigner toutes les familles qui habitaient les maisons non contaminées;

3° De suspendre les travaux du brick, et de l'envoyer dans un mouillage fort éloigné;

4° De faire de fréquentes fumigations dans le local où les marchandises étaient renfermées. En même temps la garnison française reçut l'ordre de quitter la ville.

MM. Ouin et Potau, délégués par les autorités militaires françaises pour les éclairer sur la nature et le caractère de la maladie, avaient, après ces premières dispositions, terminé leur mission. Ils auraient pu sans lâcheté rejoindre leurs régiments, auxquels ils pouvaient devenir nécessaires; mais ils briguèrent le dangereux honneur de continuer à observer la maladie, et ils l'étudièrent jusqu'à la fin. On doit regretter qu'ils n'aient point transmis encore d'amples détails sur ce qu'ils ont recueilli. Nous nous plaisons à penser que, témoins des ravages du fléau, ces messieurs auraient communiqué des documents précieux. Quoi qu'il en soit, ils pensèrent, avec raison, qu'après l'examen et la comparaison des symptômes, rien ne contribuerait plus puissamment que les nécropsies à éclairer sur la nature du mal, et ils ouvrirent le premier cadavre qui fut mis à leur disposition. Le négociant don José Lassa, âgé de quarante-deux ans, malade du 8 septembre, à huit heures du soir, était mort le 10, à neuf heures du matin. Il avait présenté pour phénomènes principaux le délire, l'ictère, des convulsions horribles, et des déjections alvines mêlées de sang noir. Nous possédons le procès-verbal de cette nécropsie, qui fut faite le 11, vingt-deux heures après sa mort; et, bien qu'elle paraisse manquer de quelques détails, on y trouve néanmoins les principaux effets de la fièvre jaune. Ainsi, on observa que les vaisseaux de l'encéphale étaient fortement injectés; qu'il y avait un épanchement considérable de sérosité sanguinolente dans les ventricules du cerveau (et on ajoute même entre les lobes); que la membrane muqueuse de l'œsophage, de l'estomac et des intestins grêles était enflammée. On vit le foie volumineux, la vésicule vide; mais on nota surtout la présence de la matière noire dans l'estomac.

Le cadavre était déja fort puant; ses exhalaisons pénétrèrent tellement M. Samson Ouin, qui tenait le scalpel, qu'il éprouva une lypothimie, prélude des symptômes redoutables dont il fut atteint le 14; et je crois d'autant plus à la source de cette maladie, puisée dans l'opération de l'ouverture, qu'indépendamment des autres circonstances qui semblent le prouver, la période d'incubation fut de trois jours, à dater de la nécropsie. L'incubation, en effet, ne dépasse guère ce terme. Mais cette doctrine que je professe depuis long-temps sur sa durée, aurait besoin, dans les intérêts de l'humanité, d'être éclaircie par une nombreuse collection de faits, et fortifiée par l'autorité des médecins observateurs. Si elle avait un fond de vérité, on expliquerait assez facilement pourquoi, dans beaucoup de circonstances, la fièvre jaune ne se propage que difficilement dans les terres intérieures au moyen des fugitifs. Elle concourrait à démontrer, ce qu'on soupçonne depuis long-temps, que le miasme du typhus d'Amérique est plus léger, plus volatil que celui de la peste, plus facile par conséquent à être dissipé par les courants d'air; on en tirerait aussi cette autre conséquence, que les tentes ou les baraques faites en planches mal unies sont préférables aux maisons, et pour les malades et pour ceux qui les servent; enfin, cette connaissance servirait à régler quelques points de la durée des quarantaines.

Malgré l'accident arrivé à M. Ouin, accident qui heureusement ne fut pas funeste, on procéda à une nouvelle ouverture vers la fin de l'épidémie. Josepha Ardenales, femme-de-chambre de la maison Busquet, qu'on disait être d'un tempérament sanguin, tomba malade le 18 septembre, et mourut le 22 au soir; elle avait eu pour symptôme des hémorragies nasales, le délire, le hoquet, l'ictère, des vomissements noirs, et des déjections alvines noires très-abondantes. La nécropsie fit apercevoir un épanchement considérable d'une sérosité sanguinolente entre les membranes, ainsi que dans les ventricules du cerveau et dans la plèvre. L'estomac et les gros intestins parurent remplis d'une matière noire; la membrane muqueuse des intestins grêles était enflammée; il n'y avait point de bile dans la vésicule.

TROISIÈME ÉPOQUE. — *Evénement de l'extérieur.* — Le troisième épisode de cette épidémie se compose naturellement de tout ce qui se passa à l'extérieur de la ville. J'ai déja dit qu'au premier nom de fièvre jaune, l'épouvante avait disséminé la population dans les campagnes; mais le 12 on forma le cordon autour du Passage, et l'entrée du port fut fermée par un bâtiment de guerre, séparé de l'escadre qui bloquait Saint-Sébastien. Dès-lors il ne fut plus permis de communiquer, et avec les précautions ordinaires, que par trois points, Ferrera, Ancho et Lesso, où de doubles barrières furent posées pour permettre en toute sûreté les relations nécessaires. La garnison qui était sortie fut isolée du reste de l'armée; on la fit camper sur une hauteur fort saine, où elle passa son temps d'observation. On lui assigna même, en cas de besoin, une maison voisine pour y déposer ses malades; car il eût été imprudent de les mêler avec ceux des autres hôpitaux. Par la suite on transforma le village d'Alza en lazaret de quarantaine pour les personnes du Port du Passage; et, d'une autre part, on établit le 25, sur la hauteur de Borda-Laborda, un local pour y déposer tous les malades qu'on fit enlever du Port du Passage.

Quelques personnes sembleraient croire qu'aucun des fugitifs n'a communiqué la maladie dans les villages environnants; cependant le fils du docteur Zubeldia, qui s'était éloigné du Passage le 11, tomba malade le 12, et mourut le 15 dans une maison de campagne d'Olassabaldegui, près du pont du Loyola. On ordonna sur-le-champ l'évacuation de cette maison, qui fut en même temps cernée. Il ne serait donc pas étrange d'attribuer la maladie du père Zubeldia à celle de son fils, puisque le père ne fut malade qu'après lui.

Non loin du pont de Loyola et de la maison où le docteur Zubeldia avait perdu son fils, le laboureur Olasagasti mourut le 18, et sa femme le 19, avec tous les symptômes de la fièvre jaune. Dans ce voisinage, la domestique d'Ignace Célaraïn périt le 19, et sa maîtresse le 20. Un soldat français sorti le 11 du Passage, expira le 19 à Alza. Ce dernier avait pris sans doute la maladie dans le foyer principal; mais il était présumable que les autres s'étaient infectés réciproquement. Nous avons déja indiqué la plupart de ces événements dans une autre circonstance.

Au surplus, les dispositions rigoureuses qui furent prises dans la campagne contribuèrent sans doute à borner les progrès et l'extension du mal. Ces dispositions consistaient à faire vider toutes les maisons où il y avait des personnes suspectes, et à les cerner, afin d'empêcher qu'on n'y pénétrât.

On avait espéré que la paroisse de Saint-Pierre serait épargnée; mais le transport des marchandises du *Donostiara* dans ce faubourg dut favoriser la contagion. Au-dessus du magasin où elles étaient, trois personnes étant tombées malades présentèrent des symptômes extraordinaires, mais semblables à ceux qu'on observait dans le quartier Saint-Jean. On se hâta de séquestrer ces personnes dans une campagne iolée, et celles qui habitaient le domicile infecté prirent la fuite de leur propre mouvement. On est d'autant plus tenté de croire à cette nouvelle importation dans une paroisse séparée par un bras de mer du quartier de la contagion, que les individus atteints étaient fort éloignés du brick, et que l'air qui en émanait ne pouvait exercer aucune influence à cette distance; d'autre part, il n'est pas présumable que ces marchandises, aérées par le transport et le déplacement, aient pu infecter une habitation : il faut plutôt l'attribuer aux communications que nécessitèrent ce transport, et l'emmagasinement lui-même.

Pendant que tout ceci se passait, on donna ordre de détruire le brick le *Donostiara*, qui avait fait un présent si funeste à la ville du Passage, et le 20 septembre on y mit le feu.

Le 25 et le 26, il restait encore neuf malades, qui

furent transférés à un quart de lieue de la ville, dans le lazaret de Borda-Laborda. Déja, à dater du 19 septembre, on n'avait plus compté de nouvelles invasions. Le 4 octobre, la ville fut déclarée exempte de toute maladie suspecte, et le cordon sanitaire fut levé le 23. Tel est l'historique d'une maladie qui n'eut pas une longue durée, parce qu'elle manqua d'aliment, et parce qu'on prit, bien qu'un peu tard, des mesures vigoureuses pour l'arrêter.

Pendant que tous ces événements se passaient ainsi, le ministre de la guerre transmettait à M. Jourdain, médecin de l'hôpital militaire de Dax, l'ordre de se rendre au Port du Passage. Cet ordre lui parvint le 28 septembre, et le 1er octobre M. Jourdain était établi sur les lieux que la fièvre jaune venait de ravager. Bien que cet estimable médecin ne soit arrivé qu'après l'extinction du fléau, il n'en a pas moins mis toute la célérité imaginable dans l'exécution des ordres qu'il avait reçus; et, lorsqu'il s'est présenté sur le théâtre de la contagion, on ne pouvait encore avoir la certitude que le danger fût totalement dissipé.

Dès que les premières alarmes furent dissipées en France, le Conseil supérieur de Santé fut convoqué par ordre du ministre. Vous savez que les mesures les plus promptes et les plus convenables y furent proposées, tant par M. le baron Capelle, que par plusieurs d'entre nous, et adoptées sur-le-champ. Mais si cette épidémie a réveillé la sollicitude de l'administration en raison de la proximité de nos frontières, le public, qui ne juge de l'importance des événements que par l'étendue des scènes tragiques, s'en est peu inquiété. La grande terreur produite dans l'année 1821 par la maladie de

Barcelonne, terreur qui avait subjugué tous nos départements du Sud et de l'Ouest, était usée en 1823. L'idée qu'on se formait d'une population immense où les morts et les mourants étaient entassés, ne laissait plus de prise dans les esprits, lorsqu'une misérable bourgade, livrée au même fléau, n'offrait en tout que quatre-vingt-quatorze malades.

Toutefois le danger pour notre territoire était bien plus à redouter en 1823 qu'en 1821, la nature du mal étant la même. Barcelonne est à cinquante lieues de nos limites, et le Port du Passage les touche. On aurait le plus grand tort, en matière sanitaire, de juger de la gravité d'une maladie par le peu de victimes qu'elle enlève à une faible population de 800 ames. Ce qu'il importe le plus, c'est de la voir, de la considérer dans sa nature, dans son identité avec les plus grands fléaux pestilentiels. Le même mal qui a fait périr trente-trois personnes dans la commune du Passage, et quarante et une en y comprenant les communes rurales, en enlèverait, sans changer de caractère essentiel, 50,000 à Bordeaux ou à Marseille; et, au lieu de 22,200 victimes, il en aurait dévoré 80,000 à Barcelonne, si les deux tiers de la population ne s'étaient soustraits par la fuite. La fièvre jaune exerce donc ses ravages en raison de l'agglomération des masses; c'est une loi constante de cette horrible peste, loi que le Conseil supérieur connaît depuis long-temps, et qui l'a dirigé dans une foule de mesures proposées à l'autorité; mais c'est une loi qu'on ne saurait ni trop répéter, ni trop faire ressortir.

Si vous considérez maintenant que le *Donostiara* était destiné pour Bayonne, l'imagination aura bien de la peine à se faire une juste idée du danger que nous avons couru. Sur la foi d'une quarantaine passée à la Corogne, ce navire aurait pu être admis sans difficulté par une intendance encore peu défiante, et surtout peu accoutumée aux ruses des hommes intéressés à éluder les lois sanitaires. Pour la première fois notre territoire aurait été souillé par le typhus d'Amérique; une ville de France ayant une population de 14,000 ames, augmentée par les circonstances de la guerre, aurait vu dévorer ses enfants par un fléau qu'il est si facile de repousser avec de la vigilance et de la prévoyance; et si vous voulez un tableau plus rembruni, mais exact, de cette calamité, souvenez-vous qu'alors Bayonne formait une des bases principales des opérations de l'armée active; songez que la peste aurait pu se propager dans toute la ligne d'étape; envisagez toutes les conséquences d'une terreur panique..... et jugez si l'administration a eu tort de ne pas apprécier ce faible événement avec une indifférence dérisoire!

Le péril était donc immense sous bien des rapports; s'il est passé pour le public, il ne l'est pas pour le Conseil, dont les fonctions, qui dérivent de son organisation même, sont de veiller toujours. Ce n'est pas pour satisfaire un simple mouvement de curiosité que vous avez voulu connaître l'histoire de l'épidémie du Passage; mais vous pensiez qu'on pourrait la mettre à profit pour garantir nos frontières. La fièvre jaune n'avait atteint dans Barcelonne que le 41°; c'est avec effroi que vous venez de la voir s'avancer vers vous jusqu'au 43° 21'. Cette élévation, la plus haute à laquelle elle soit encore parvenue en Europe, nous a révélé qu'elle ne serait point repoussée par l'atmosphère de nos villes limitrophes, et surtout de nos villes maritimes.

Moyens de propagation. — Les relations de MM. Arruti et Jourdain, le rapport de M. Samson Ouin, dont nous possédons une copie, et toutes les pièces officielles démontrent nettement que la fièvre jaune a dû sa propagation et aux individus qui en étaient frappés, et aux émanations du navire. Ces deux modes de propagation, quelle que soit la manière dont on les interprète, suffiraient pour justifier les mesures que naguère nous avons proposées pour les frontières. L'expérience nous apprend chaque jour que nous ne les avons pas exagérées, et que même nous ne les avons pas assez étendues. Déja les idées attachées au système de l'infection nous démontrent, dans l'événement du *Donostiara*, qu'il ne faut pas se borner à prendre des précautions lorsqu'on ouvre les écoutilles, lorsqu'on procède au sérénage et à la purification des marchandises, mais on verra qu'il importe d'étendre la surveillance jusqu'aux réparations qu'on se propose de faire dans un bâtiment. Il semblerait, si l'on se réfère au témoignage unanime des médecins qui ont observé la fièvre jaune du Passage, que les miasmes propagateurs étaient recélés dans les pores, dans les interstices des planches.

Ainsi, lorsqu'il y aura un foyer d'infection dans un vaisseau, ce foyer ne pourra, dans bien des cas, jouir de la propriété délétère, et se diriger sur une population, qu'à l'époque où on ouvrira les flancs de ce navire. Notre législation sanitaire devra donc spécifier que les réparations d'un bâtiment suspect seront toujours faites à des distances déterminées, et que les ouvriers employés à ce genre de travail seront, en le quittant, soumis à une quarantaine dont la durée n'excédera pas dix jours, à moins que, sur ces entrefaites, une maladie ne se déclare parmi eux. Je dis un bâtiment suspect, car une semblable disposition serait impraticable pour tous les navires sans exception. Qu'on n'objecte pas la difficulté; tout doit se taire devant la raison de l'intérêt public. Il vaut mieux d'ailleurs faire des réparations à de grandes distances, que d'être exposé à ordonner la destruction d'un bâtiment, comme on l'a fait du *Donostiara*.

Contagion. — MM. Arruti et Jourdain, dont nous avons déja parlé, semblent nier la contagion de la fièvre jaune du Passage, et n'attribuer son importation et sa propagation qu'au foyer d'infection renfermé dans le *Donostiara*, foyer qui peut être reproduit autour des malades et des morts par les exhalaisons qui en émanent. Veuillez, messieurs, prêter un instant d'attention à ce qui va suivre.

L'argument de ces messieurs se fonde sur ce que les fugitifs n'ont point communiqué la maladie aux villages environnants; vous avez vu cependant que certaines invasions dans la campagne pouvaient au moins laisser des doutes bien fondés. Toutefois cette bizarrerie dans la force de la propagation a déja été observée dans quelques endroits, et elle est assurément inexplicable, puisque tout se passe différemment dans beaucoup d'autres circonstances. En effet, presque toutes les épidémies qui, depuis vingt-quatre ans, ont affligé l'Espagne, se sont propagées, soit dans le voisinage, soit dans l'intérieur des terres éloignées. Celle de Cadix, en 1800, porta la désolation et la mort dans toute la population environnante, et pénétra jusqu'à soixante lieues de distance. Le port Sainte-Marie, Rota, Sanlucar de Barameda, Xerès de la Frontera, Chiclana, l'île de Léon, Puerto Real, Carmona, la Carlotta et Séville, témoignent suffisamment que la fièvre jaune s'étend et peut s'étendre loin du foyer principal.

La même démonstration fut malheureusement donnée en 1804. Le typhus d'Amérique pénétra dans cinq provinces, atteignit la possession anglaise de Gibraltar, et traversa la Méditerranée pour infecter Livourne. Presque toutes les villes en suivant la côte, depuis Alicante et Carthagène jusqu'à Gibraltar et Cadix, et remontant dans les terres jusqu'à Séville et Cordoue, furent ravagées. Les petites comme les grandes populations reçurent les atteintes du mal. La ville d'Alicante transmit la contagion aux faibles bourgades de Saint-Jean, Pena Serrada, Guardamar; et Alicante l'avait reçue de Malaga. Dans les environs de cette dernière ville, Velez-Malaga, Marbella, Antequerra, et une foule d'autres bourgs et villages que j'ai visités en 1805, furent contaminés; enfin la déplorable catastrophe de Barcelonne, en 1821, ajoute à la force de toutes ces preuves par les ravages de Tortose, de Mequinenza, d'Asco, de Palma, etc.; d'Asco surtout, village situé à six lieues de Tortose, loin de l'Èbre, sur une élévation considérable et très-froide. Avant donc de tirer des conclusions générales, il est, comme vous voyez, indispensable de promener ses regards sur un grand nombre d'époques pour en embrasser l'ensemble, et ne pas emprunter les raisonnements à quelques faits isolés.

MM. Jourdain et Arruti ont, sur la communication

de la fièvre jaune, des idées absolument identiques, dont l'analyse se réduit à ce qui va suivre :

1° Le sol du Passage est fort sain ; il ne renferme aucune cause locale de maladie, et surtout il n'est pas susceptible de développer les germes de la fièvre jaune ; c'est le pays le plus salubre des contrées environnantes.

2° Le *Donostiara* a incontestablement apporté la maladie de l'Amérique, et le foyer en était renfermé dans le navire.

3° Le douanier Aly n'a point contracté le typhus d'Amérique en communiquant avec des individus malades, mais bien en couchant à bord, ou en parcourant tous les réduits du navire pour s'assurer s'il ne contenait pas des objets de fraude.

4° Les mêmes causes ont agi de la même manière sur les charpentiers et le chocolatier.

5° La maladie une fois importée dans les maisons par ceux qui l'avaient contractée à bord du *Donostiara*, chacun des individus atteints est devenu un foyer d'infection. A ce sujet, le docteur Arruti fait observer (pag. 68) que les fébricitants, lors surtout qu'ils sont voisins de la mort, répandent, par le moyen de leur haleine, une odeur subacide désagréable qui excite la nausée et les tremblements chez ceux qui les approchent : aussi tous les médecins qui visitèrent des malades avant la formation du cordon furent plus ou moins indisposés.

6° Chaque cadavre devient un foyer d'infection, et il est incontestable pour ces messieurs que le docteur Ouin a contracté la fièvre jaune en ouvrant le corps du négociant Lassa. Ce fut le 11 septembre, ainsi que

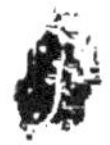

nous l'avons déja dit, qu'il se sentit défaillir en poursuivant ses recherches, et les symptômes se manifestèrent avec intensité, le 14. Dans son rapport officiel adressé au ministre de la guerre le 29 octobre, M. Jourdain dit en outre que deux fossoyeurs doivent leur maladie au maniement des cadavres, qui sont de véritables foyers d'infection.

7° Les émanations délétères s'attachent aux planches, aux marchandises, aux effets; et recélées dans ces divers objets, elles conservent la fatale propriété de transmettre la fièvre jaune après un assez long espace de temps (M. Arruti, pag. 68).

Nous ne possédons point assez de détails sur les opinions de M. Ouin pour faire la plus simple application. Voici seulement ce qu'il disait au lieutenant-général Ricard, dans sa lettre en date du 9 septembre: « En « cherchant à pénétrer la cause d'une maladie dont les « effets ont été si prompts et si funestes, j'ai cru re- « marquer que les *miasmes contagieux* qui ont présidé « à son développement étaient concentrés dans l'inté- « rieur même du bâtiment ». Quant à M. Potau, il ne nous est parvenu aucune pièce de lui.

Par de semblables explications, vous devinez à l'instant qu'entre ceux qui circonscrivent leurs idées dans le système étroit de l'infection, et nous qui nous servons du terme de *contagion*, il n'existe presque plus de différence. Quoiqu'il soit un peu impertinent de se citer, je ne puis m'empêcher de dire que ce que j'ai publié en 1814 (*du typhus d'Amér.*, pag. 393 et suiv.) renferme la description exacte et circonstanciée des différents modes de transmission. A cette époque, on n'avait point encore morcelé le mot générique de *contagion* pour fonder un système particulier sur le mot *infection*, ou plutôt on avait négligé ces discussions scholastiques, contre lesquelles le docteur Bertrand se récriait déja avec force lors de la peste de Marseille, il y a plus d'un siècle.

Nous prenions ce terme dans un sens général, et nous concevions par là une aptitude à l'importation et à sa communication; nous entendions que la faculté de se transmettre était inhérente à un foyer qui environne le malade, lequel foyer pouvait infecter l'atmosphère de sa chambre, et successivement même des parties plus éloignées : inhérente à un foyer concentré sur un vaisseau. Nous pensions que des émanations délétères avaient le pouvoir de s'attacher à certains objets capables de les recéler et de les conserver; enfin, nous ne pouvions supposer qu'un poison qui agissait à distance du lieu d'où il émanait, n'eût pas une action immédiate, et nous admettions la communication par contact. Dès-lors nous voulions que tous ces moyens de transmission fussent subordonnés à certaines circonstances, à certaines conditions, tant dans l'état atmosphérique, que dans les latitudes, dans les saisons et les individus, etc.

Le dernier terme de la proposition, c'est-à-dire la transmission par contact, est le seul contesté; tous les autres, ainsi que vous venez de vous en assurer, sont admis sans réserve. Alors ce grand bruit qui a été fait, ces clameurs sans fin, les dénonciations à tous les pouvoirs, toutes les oppositions faites pour entraver les sages mesures du gouvernement, se réduisent en définitive à une simple subtilité grammaticale, dans laquelle vous n'avez ni le loisir ni l'intention de vous embarrasser.

Vous pouviez vous contenter de l'une comme de l'autre explication ; car l'une comme l'autre réclament les mêmes mesures pour garantir la santé publique, dont le Conseil est la sentinelle avancée. Je dirai plus : le système de ceux qui admettent l'infection exige des réglements et plus étendus et plus sévères. En effet, on n'avait pas pensé jusqu'ici, qu'après avoir enlevé les marchandises d'un vaisseau, opération qui a toujours paru suffisante pour aérer les magasins, on eût de nouveaux dangers à courir lorsqu'on déplaçait quelques planches pour le carénage.

Il ne vous aura pas échappé, Messieurs, que personne n'a pu ni ne pourra nier l'importation de la fièvre jaune par le *Donostiara*. Elle est fondée sur un fait matériel d'inoculation, un fait simple qu'aucune circonstance accessoire ou étrangère ne masque ni ne complique. Il est si péremptoire, qu'il est admis sans réserve par les partisans de l'infection ; ceux-ci s'étudient même à repousser comme invraisemblable toute idée d'exhalaisons malfaisantes, soit dans le sol, soit dans le port. Cet événement n'ajoute rien à ce que des faits innombrables avaient rendu si palpable : mais fût-il le seul, il ferait tomber les arguments de ceux qui, de bonne foi, s'obstinent à ne voir que des maladies locales là où elles ne pouvaient dépendre que des vaisseaux venus d'Amérique.

Au Port du Passage il n'y avait qu'un navire étranger, et c'est le navire qui figure au procès. Nulle cause dépendante, soit des variations atmosphériques, soit des localités, ne pouvait inspirer la plus légère alarme.

Il n'y avait, au milieu du mois d'août, qu'une petite fille atteinte de dyssenterie, une dame attaquée d'une hémoptysie, et quelques personnes ayant un léger flux diarrhéique; jamais la masse des habitants n'avait joui d'une santé plus belle et généralement plus florissante. On comptait à la vérité un grand nombre de réfugiés, puisque la population était portée de 1,300 à 3,000. Mais en 1809 et 1813 un encombrement plus considérable n'avait produit que le typhus des hôpitaux ou des armées, lequel avait même épargné les habitants.

Toutefois on pourrait objecter que les causes morales avaient exercé une grande influence dans une époque de guerre et de dissension civile; mais les causes morales ne suffisent pas pour produire la fièvre jaune; et d'ailleurs l'histoire de cette épidémie contagieuse nous fournit une preuve bien péremptoire de la nullité de leur action dans cette circonstance. On n'a compté, parmi les malheureux émigrés de Saint-Sébastien ou des environs, que vingt malades, dont la plupart ont guéri. La contagion n'a donc frappé que des indigènes tranquilles, heureux, bien payés et bien protégés par les troupes françaises, auxquelles on ne reprochera sûrement pas d'avoir manqué ni de discipline ni d'humanité. Cette différence s'explique tout naturellement par les relations obligées que les habitants, ceux surtout des environs de la place de la Pitié, avaient avec le *Donostiara*, ou avec ceux de leurs compatriotes qui étaient atteints de la fièvre jaune. M. le docteur Jourdain dit d'ailleurs que le quartier de la ville où la maladie a pris naissance et s'est propagée, est précisément le plus salubre; que dans ce même voisinage sont spécialement les maisons les plus saines, les plus commodes, les mieux distribuées, les mieux aérées, la plupart habitées par des personnes ayant de l'aisance, et que ces maisons n'étaient nullement embarrassées par les réfugiés. Les maisons les plus insalubres, encombrées d'une multitude de personnes, mal exposées, manquant de lieux communs, et habitées par les plus misérables de l'endroit, sont précisément celles où les habitants ont été soustraits à l'influence du fléau. Tout parle donc en faveur de l'importation.

Ajouterai-je, pour fortifier mes arguments et prévenir jusqu'à l'ombre d'une objection, qu'au Passage tous les individus sont connus; que ceux qui ont eu de fréquentes relations avec le brick sont signalés sans exception? On sait les noms, la profession, les états, les mœurs, les habitudes, l'âge, le sexe de toutes ces personnes qui ont eu la fièvre jaune; on sait aussi que ceux qui n'ont eu ni relations avec les personnes affectées du mal, ni communication avec les malades, ont été constamment en sûreté. Que veut-on de plus qu'une importation où rien n'est obscur, où tout est éclairé par une vive lumière? qu'une importation dont l'évidence a vaincu la résistance d'hommes éclairés et judicieux qui professent une doctrine différente de la nôtre (1)?

(1) Je prendrais la liberté de demander à ceux qui soutiennent encore le système de l'infection, comment l'armée française d'occupation en Espagne a pu se garantir, par de simples précautions, contre les arrivages de l'extérieur? On sait que la fièvre jaune saisit partout de préférence les étrangers. Or, si elle était due à des sources d'infection, ou autrement à des sources locales, comment les garnisons de Cadix et de Barcelonne auraient-elles pu se soustraire à leur influence délétère et à leur action soutenue pendant les chaleurs dévorantes de 1824?

Nature de la maladie. — Bien que nous soyons sur un terrain si favorable, où la vérité frappe l'incrédulité elle-même, ne pourriez-vous, Messieurs, me demander si c'est la fièvre jaune qui a envahi le territoire du Passage? A cela je répondrai que la preuve incontestable est puisée dans le témoignage unanime des médecins qui ont assisté à cette scène de deuil. Le docteur Zubeldia, après avoir nié l'existence de cette maladie, s'exprimait ainsi avant sa fuite tardive : *Si jamais il exista une fièvre jaune, c'est bien celle-ci.* Outre ces témoignages, la preuve en est encore dans les symptômes pathognomoniques, dans les nécropsies, dans la présence d'un navire récemment arrivé de la Havane, foyer principal des nombreuses importations qu'on a observées en Espagne, et dans le fait de l'importation lui-même. Je me bornerai donc, pour rendre plus positive la démonstration de la nature de la maladie, à énumérer rapidement les symptômes principaux qui ont été observés. Ainsi, presque tous les sujets ont eu l'ictère, soit pendant la maladie, soit au moment de la mort : la plupart ont été fatigués par cette espèce de vomissement que j'ai désigné sous le nom de *mélanhème :* un grand nombre d'entre eux ont été atteints d'hémorragies intestinales, de déjections alvines noires, plusieurs de suppression d'urine.

Les douleurs vives du front, de l'estomac, des reins, et quelquefois des genoux, ont précédé ou accompagné ces redoutables symptômes. On a noté assez souvent la contraction du pharynx, qui n'était probablement qu'une angine, les convulsions, le refroidissement total, les urines sanguinolentes, l'anxiété, les soupirs, les cris, la crainte de la mort, l'épistaxis, le hoquet, la stupeur, souvent la conservation des forces musculaires; enfin la présence de la matière noire dans le tube digestif, constatée par les nécropsies.

J'ai fait une moyenne proportionnelle pour connaître la durée de la fièvre chez soixante-quatre malades, et j'ai trouvé le nombre 7 comme dans l'épidémie meurtrière de Saint-Domingue. Examinant ensuite cette même durée chez ceux qui sont morts, j'ai calculé qu'elle pouvait être de 72 à 80 heures, ou qu'elle arrivait communément du troisième au quatrième jour. Sur ce point aucune différence entre Saint-Domingue et Barcelonne. Plusieurs victimes, telles qu'Aly, Manuela Ribas, Catalina Losto, don José Lassa, Manuela Antonia Gorostiaga, etc., ont payé le fatal tribut en moins de quarante-huit heures; un malade a langui huit jours, un autre neuf; et un seul, de même que notre infortuné collègue Mazet, a été torturé pendant dix jours.

On peut encore considérer, comme une des preuves de l'existence de la fièvre jaune, son développement dans le mois d'août. Le Conseil a sous les yeux un tableau de tous les malades, d'après l'ordre progressif des invasions, tableau qu'on doit au zèle et au talent de M. Jourdain. On y voit que, dans le quartier Saint-Jean, la première eut lieu le 15 août, et la dernière le 17 septembre; que le maximum des invasions a été le 18 septembre, jour où l'on en compta huit nouvelles. Quant au jour le plus funeste, ce fut le 19, en y comprenant la banlieue. La maladie marqua ici sa fin subite par son apogée dans le nombre des victimes.

Durée de l'épidémie. — La durée totale de l'épidémie fut, ainsi qu'on a pu s'en convaincre, de trente-cinq jours. Elle aurait marché toujours en s'agrandissant jusqu'à la fin d'octobre, si elle avait eu pour aliment une population agglomérée, et si les mesures prises le 10 septembre n'avaient arrêté la marche du fléau et les progrès du mal. Mais, ne cessons de répéter, qu'avec une semblable lenteur, on n'aurait jamais coupé tous les fils de la contagion dans une cité populeuse. Il est bien qu'on reste pénétré de cette vérité, afin que les administrations sanitaires ne s'autorisent pas d'un exemple pour s'endormir lorsque le péril menace.

Moyens curatifs. — C'est ici le lieu de dire un mot du traitement : comme on avait comparé la maladie du Passage à une inflammation des organes digestifs, les médecins ont employé les boissons adoucissantes et les émissions sanguines. On crut s'apercevoir que la saignée par la lancette était promptement funeste, et qu'on obtenait de plus heureux résultats par les sangsues. Cette dernière vue dirigea la pratique des médecins, qui paraissent s'en applaudir.

Le tableau de la mortalité prouvera si leur méthode a eu une supériorité sur les divers moyens employés dans beaucoup d'autres parties du monde : dans la ville, la totalité des individus alités fut de quatre-vingt-quatorze, dont trente-trois moururent, c'est-à-dire plus du tiers. Ce succès n'est sûrement pas, à beaucoup près, comparable à celui qu'on avait obtenu dans la petite ville de los Barios, par le quinquina donné en poudre, et à de très-hautes doses, selon le procédé de M. Lafuente; mais il mérite d'être mentionné à côté de Barcelonne, où la mortalité fut des trois cinquièmes ; de Tortose, où on l'estima, sans doute avec exagération, aux huit neuvièmes.

Dans beaucoup d'autres villes elle n'a été que d'un quart, d'un cinquième ou d'un sixième, quelle que fût l'espèce de traitement ; d'où on est obligé de conclure que toutes ces différences paraissent subordonnées aux saisons, à la température, aux variations atmosphériques, à l'agglomération de la population, à la libre circulation de l'air, aux précautions prises, etc.

Si la mortalité considérée dans l'enceinte de la ville a été de plus d'un tiers des malades, elle a bien approché de la moitié, en y comprenant les pertes qui ont eu lieu dans les environs. On retrouve, en effet, dans ce calcul, ainsi que je l'ai déja dit, quarante et un morts sur cent deux malades (1).

---

(1) La fièvre jaune me paraît consister principalement dans une violente et générale disposition à l'hémorragie, disposition due à un poison introduit dans l'économie par une voie quelconque. Ce poison dirige-t-il d'abord ses effets sur l'appareil vasculaire? ou bien affecte-t-il primitivement cette partie du système nerveux qui préside à l'hématose ! Je ne sais ; mais tant que le moyen propre à neutraliser le principe délétère ne sera pas trouvé, il sera avantageux, ce me semble, de paralyser son action, dès le premier jour de l'invasion, par des moxa ou des caustiques sur le trajet de la moelle épinière; par l'emploi de la glace tant à l'intérieur qu'à l'extérieur, et par l'usage du sulfate de quinine, etc.

Il est vrai que la tunique muqueuse gastro intestinale, communément enflammée, contre-indiquerait une partie de ce traitement. Mais cette inflammation ne se prononce pas dès le premier jour : cette altération, bien que prompte, n'est sans doute que consécutive. Et, d'ailleurs, la disposition hémorragique, démontrée par les épistaxis, le suintement de sang par la langue, les gencives, le palais, son voile, par les vomissements et les déjections alvines de sang, les hématuries, les épanchements de sang dans les cavités, dans l'arachnoïde cérébrale, dans le péricarde, et, chose inouie, dans le canal vertébral; l'ictère, qui n'est à mes yeux qu'une suffusion san-

Pièces justificatives. — Pour accomplir le devoir qui m'était imposé par le Conseil, j'ai dû consulter des documents authentiques. En les indiquant, j'inspirerai quelque confiance sur les détails contenus dans ce rapport, et je satisferai à la voix de la justice qui me commande de citer les sources où j'ai puisé. La première est la brochure qu'a publiée M. le docteur Arruti, ouvrage bien fait et que je signale avec complaisance, bien que ce médecin professe quelques opinions qui diffèrent des miennes ; la seconde est un travail rédigé avec un talent distingué par M. le docteur Jourdain. Ce travail se compose de trois parties principales : 1° une topographie; 2° un tableau de tous les malades, contenant les dates des invasions, des guérisons, de la mort, les principaux symptômes, etc. 3° un second tableau d'après l'ordre progressif des invasions. Enfin, j'ai puisé dans plus de cinquante pièces officielles transmises à S. Exc. le ministre de l'intérieur par S. Exc. le ministre de la guerre. Au nombre de ces pièces se trouvait un rapport fort bien fait de M. le docteur Audouard, médecin principal du cinquième corps d'armée. Ce rapport, qui porte plus spécialement sur les dispositions prises à l'extérieur, fait connaître les mesures qui furent ordonnées par les généraux français pour arrêter les progrès du mal, et pour garantir le cinquième corps, si voisin et si menacé.

---

guine, les pétéchies ou hémorragies sous-épidermiques, le sang infiltré quelquefois dans les interstices des muscles, tout confirme mon opinion ; tout aussi explique pourquoi les émissions sanguines sont communément fatales dans cette maladie. *Il y a quelque chose de plus qu'une simple inflammation !* il y a une altération qui la précède ! le problème est là.

Propositions diverses. — Bien que tout ce que j'avais à dire sur la maladie pestilentielle du Passage soit terminé, vous ne trouverez pas étrange que je saisisse cette occasion pour aborder une question qui tient aux plus hauts intérêts. L'armée française en Espagne se trouve répartie dans des postes qu'on peut classer, sous le rapport sanitaire, en deux grandes divisions fort distinctes : celle qui occupe les ports, et celle qui occupe les places de l'intérieur. Celle-ci n'a rien à redouter de la fièvre jaune ; mais la première peut avoir des risques à courir. Les régiments qui la composent se mettraient infailliblement à l'abri s'ils n'occupaient que les citadelles, les forts, les remparts, et si on leur interdisait les communications avec les habitants des grandes villes, comme Cadix, Malaga, Carthagène, Barcelonne, depuis le mois d'août jusqu'au mois d'octobre, si la maladie ne se manifeste pas, et plus tard si elle se manifeste.

Aucune dépense, aucun sacrifice ne doivent coûter lorsqu'il s'agit de sauver des Français. Je soutiens d'ailleurs qu'en faisant camper une garnison sur les remparts d'une ville, et rien n'est aussi facile, elle maintiendra aussi bien les habitants dans l'ordre et le respect que si elle était disséminée dans l'intérieur ; elle garantira bien mieux aussi sa santé, et sous tous les rapports. Je ne sache pas au reste que la fièvre jaune ait pénétré et puisse pénétrer sous la tente.

Une autre pensée m'est inspirée par les mêmes circonstances. Vous savez qu'en Espagne il existe des lois sanitaires ; mais vous n'ignorez pas combien la ruse et l'intérêt déploient de fertilité lorsqu'il est question de les éluder. Des mesures sévères, à l'égard des relations maritimes, seront donc indispensables dans les ports où seront nos troupes. C'est le moment ou jamais d'appliquer, s'il est possible, à ces ports toutes les dispositions contenues dans les réglements sanitaires que vous avez préparés avec tant de soin. Peut-être aussi pourrait-on emprunter quelques détails aux notes que nous rédigeâmes, par ordre supérieur, mon honorable collègue et moi, pendant la guerre d'Espagne (1).

(1) Tandis que, animé d'une sollicitude qu'on me pardonnera en faveur du motif, je faisais cette proposition, les autorités militaires de Barcelone et de Cadix s'occupaient activement du même objet. Je ne sais jusqu'à quel point les mesures que je propose et celles que j'ai proposées l'année dernière sont conciliables avec les égards dus aux autorités locales dans les villes d'Espagne; mais je ne cesserai de répéter, qu'en matière sanitaire, il faut être dans une défiance continuelle. Le commerce interlope est si actif, si audacieux en Espagne, que l'aspect et même la certitude de la mort ne sauraient ni l'effrayer ni l'interrompre. Il importe donc de pourvoir à notre sûreté par tous les moyens que la raison et la justice ne condamnent pas. Or, je soutiens que des tentes sur les remparts, et la défense de communiquer avec les habitants de l'intérieur de la ville, constituent le moyen le plus simple et le plus sûr de garantir nos légions. Je ne puis concevoir ce que ce projet aurait d'absurde et d'impraticable. Quant à la salubrité, je soutiens que les soldats se porteront constamment mieux dans cette position que dans l'intérieur des villes, au moins pendant les mois les plus funestes.

Le Conseil supérieur de Santé s'empressa d'adopter les principales dispositions proposées dans ce rapport, et il se hâta de les transmettre à S. Exc. le ministre de l'intérieur, dans un temps où elles pouvaient être utiles.

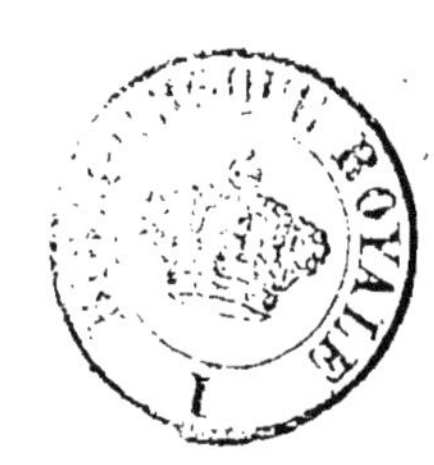

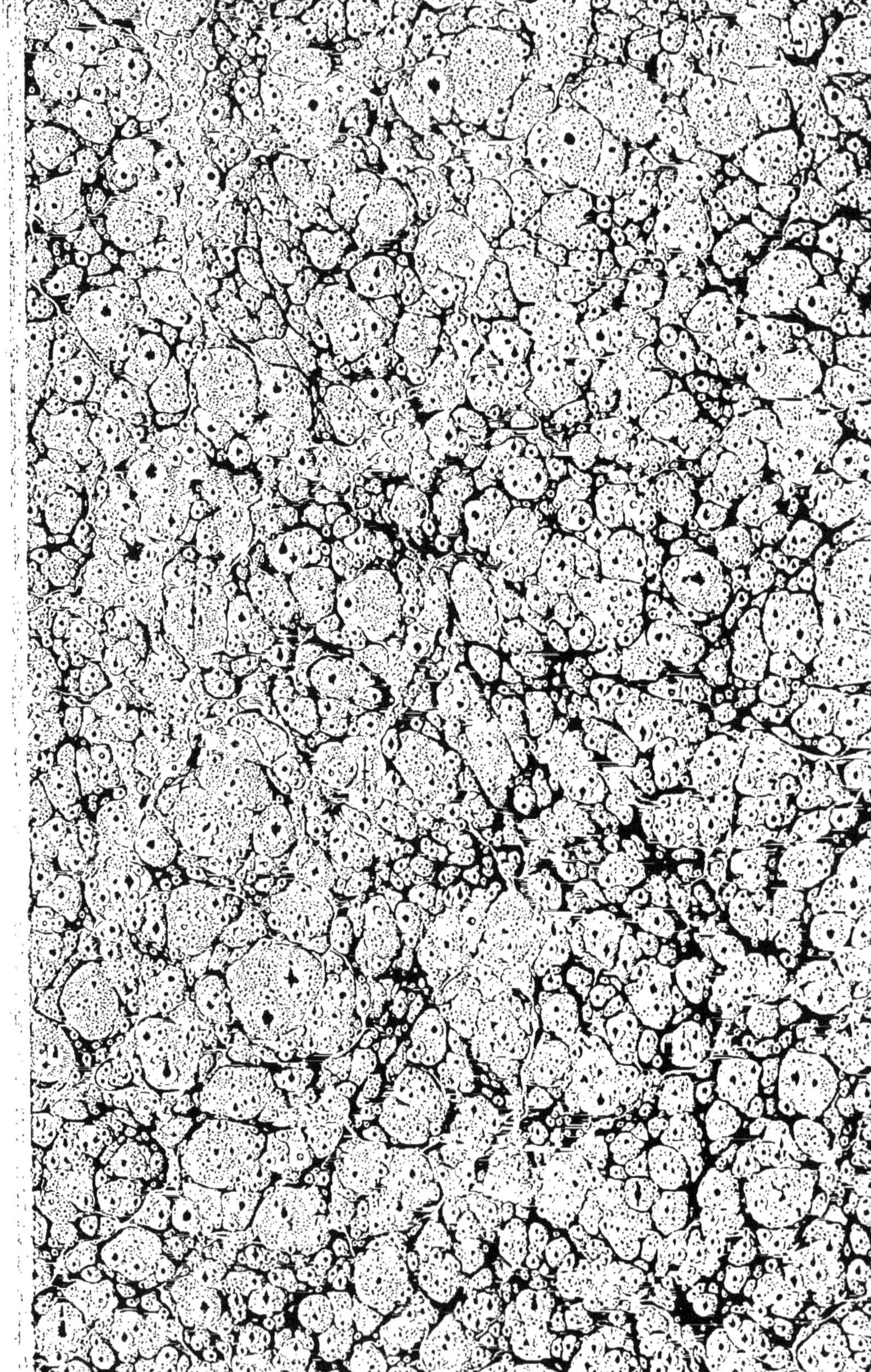

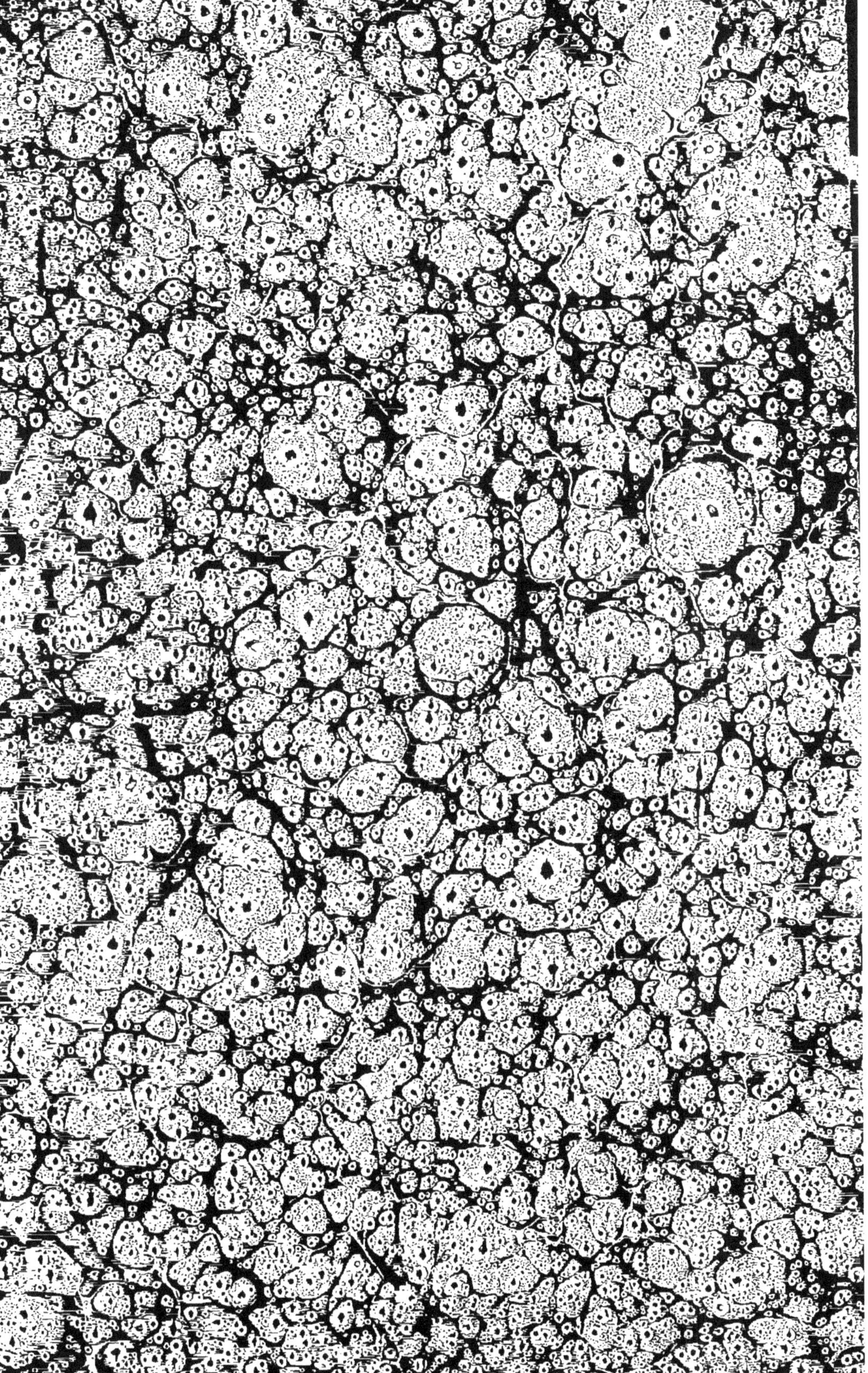

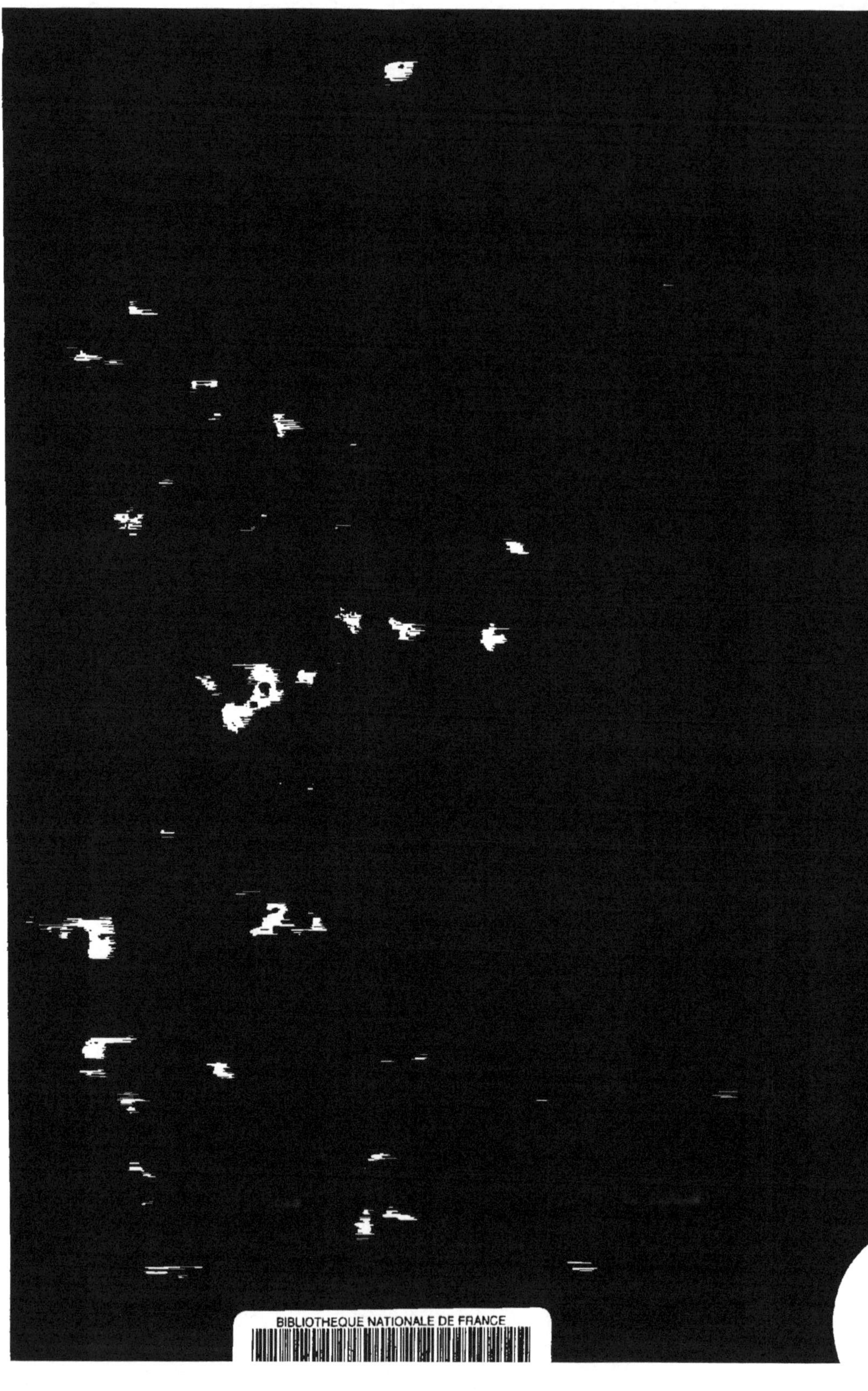

www.ingramcontent.com/pod-product-compliance
Ingram Content Group UK Ltd.
Pitfield, Milton Keynes, MK11 3LW, UK
UKHW020352250726
13967UKWH00005B/2238

9 782011 909114